BEI GRIN MACHT SICH IHR WISSEN BEZAHLT

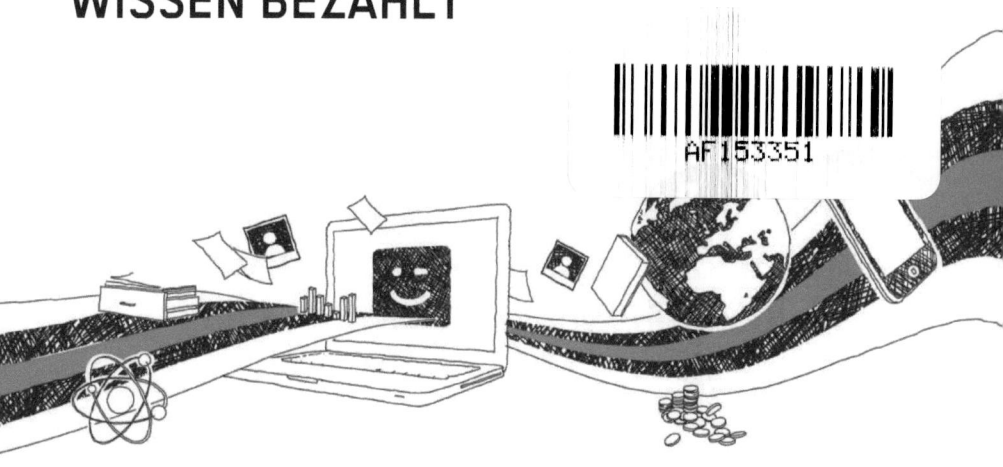

- Wir veröffentlichen Ihre Hausarbeit,
  Bachelor- und Masterarbeit

- Ihr eigenes eBook und Buch -
  weltweit in allen wichtigen Shops

- Verdienen Sie an jedem Verkauf

Jetzt bei www.GRIN.com hochladen und kostenlos publizieren

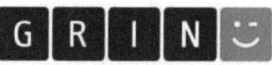

Gesundheitsförderung und -beratung

Sokratische Gesprächsführung, Vergleich zweier Beratungsansätze und Abgrenzung der Beratung von der Psychotherapie

Daline Ostermaier

GRIN

Bibliografische Information der Deutschen Nationalbibliothek:

Die Deutsche Nationalbibliothek verzeichnet diese Publikation in der Deutschen Nationalbibliografie; detaillierte bibliografische Daten sind im Internet über http://dnb.d-nb.de abrufbar.

ISBN: 9783346481924
Dieses Buch ist auch als E-Book erhältlich.

© GRIN Publishing GmbH
Nymphenburger Straße 86
80636 München

Druck und Bindung: Books on Demand GmbH, Norderstedt Germany
Gedruckt auf säurefreiem Papier aus verantwortungsvollen Quellen

Das vorliegende Werk wurde sorgfältig erarbeitet. Dennoch übernehmen Autoren und Verlag für die Richtigkeit von Angaben, Hinweisen, Links und Ratschlägen sowie eventuelle Druckfehler keine Haftung.

Das Buch bei GRIN: https://www.grin.com/document/1118770

Inhaltsverzeichnis

Abbildungsverzeichnis

Abkürzungsverzeichnis

DGfB   Deutsche Gesellschaft für Beratung

PsychThG Psychotherapeutengesetz

BMFSFJ   Bundesministerium für Familie, Senioren, Frauen und Jugend

1. Die sokratische Gesprächsführung in der Gesundheitsberatung

Die folgende Teilaufgabe behandelt die Methode der sokratischen Gesprächsführung. Zunächst erfolgt eine knappe Einführung in das Thema mit der Schilderung des historischen Kontextes, um anschließend eine moderne Abwandlung des antiken sokratischen Dialogs zu beschreiben, welche in Therapie und Beratung eingesetzt wird. Darauf aufbauend soll die Wirkung der sokratischen Methode auf die Resilienz herausgearbeitet sowie mögliche Faktoren zur Förderung dargestellt werden.

1.1 Einordnung und Ursprung

Der sokratische Dialog reicht zurück ins 5. Jh. v. Chr. Ursprünglich ist er eine philosophische Unterrichtsmethode zur Förderung eigenverantwortlichen Denkens. Dies soll erzielt werden, indem der Gesprächspartner zur Reflexion und Selbstbesinnung angeleitet und zur Überprüfung von übernommenen Normen und Werten angeregt wird. (Stavemann, 2015, S. 11)

Ihren Namen verdankt die Methode dem antiken Philosophen Sokrates, welcher seiner Zeit versuchte, Dialogpartner bei der Suche nach ihrer persönlichen Wahrheit zu unterstützen. Aus einer unwissenden Haltung heraus hinterfragte er so lange angebliches Wissen um moralische Normen und Begriffe seiner Gesprächspartner, bis diese schließlich in einen „Zustand innerer Verwirrung" gerieten. (Stavemann, 2015, S. 30-31) Widersprüche und Lücken ihrer eigenen Argumentation zeigten den Dialogpartnern letztlich ihr eigenes „Nicht-Wissen" auf. Diese massive Verwirrung sah Sokrates als Ausgangspunkt, um zu tieferen Einsichten vordringen zu können und verschüttetes Wissen wiederzuentdecken. (Stavemann, 2015, S. 31) Später wurde diese Technik auch als Mäeutik oder zu Deutsch „Hebammenkunst" betitelt, da Sokrates seinem Gegenüber wie eine Hebamme hilft, die Wahrheit aus sich selbst heraus bzw. aus eigener Vernunft zu gebären. (Birnbacher & Krohn, 2002, S. 7)

4

Im 20. Jhd. wurde der sokratische Dialog in Form des „sokratischen Gesprächs" von L. Nelson und dessen Schüler G. Heckmann aufgegriffen. Es handelt sich hierbei um eine Erweiterung des Dialogs zum Gruppengespräch, in der jeder Teilnehmer als „Hebamme" für jeden anderen fungieren kann. (Birnbacher & Krohn, 2002, S. 7-8) Da in dieser Teilaufgabe der Fokus auf dem Einsatz in der Gesundheitsförderung und -beratung liegt, stützt sich das nachfolgende Kapitel insbesondere auf die psychotherapeutische sokratische Gesprächsführung, die von H. H. Stavemann (2015) im Detail erläutert wird.

1.2 Das Modell des (psychotherapeutischen) sokratischen Dialogs

Im Folgenden sollen wichtige Aspekte des (psychotherapeutischen) sokratischen Dialogs erläutert werden. Zunächst werden die drei unterschiedlichen Dialogformen knapp beschrieben und anschließend das übergreifende Wesen der sokratischen Dialoge geschildert. Hierfür wird u. a. auf den charakteristischen Gesprächsstil sowie verschiedene Gesprächsstrategien und -techniken eingegangen. Der abschließende Abschnitt ist der Wirkung und den Einsatzfeldern der Methode gewidmet. Es sei darauf hingewiesen, dass der im Folgenden geschilderte (psychotherapeutische) Dialog ebenso auf den Beratungskontext übertragbar ist und ausschließlich zur Einfachheit die Bezeichnung „Therapeut" gewählt wurde.

Laut Stavemann (2015) ist das übergeordnete Ziel der psychotherapeutisch-sokratischen Gesprächsführung, „den Klienten durch geleitetes, strukturiertes Reflektieren tiefere Einsichten und Erkenntnisse zu ermöglichen, um ihnen damit zu eigenverantwortlichen Lösungen für ihre individuellen Probleme und lebensphilosophischen Fragestellungen und zu einem selbstbestimmten, widerspruchsfreien Leben zu verhelfen." (S. 93) Im psychotherapeutischen bzw. beraterischen Kontext wird dabei zwischen drei Arten von Dialogen unterschieden, die jeweils zur Beantwortung unterschiedlicher Fragetypen dienen:

Der explikative sokratische Dialog wird zur Klärung von Begriffen herangezogen und soll die Frage „Was ist das?" beantworten. I. d. R. beginnt ein solcher Dialog mit einer konkreten Fragestellung aus dem Alltag des Klienten. Eine typische Frage könnte lauten: „Was ist eine gute Mutter?" Am Ende des Dialogs werden dysfunktionale Überzeugungen mit einer gemeinsam erarbeiteten funktionalen Definition des Begriffs ersetzt, die der individuellen Wahrheit des Klienten entspricht und im Einklang mit seinen individuellen Normen, Zielen und Vorstellungen ist. (Stavemann, 2015, S. 99-100)

Der normative sokratische Dialog für moralische Angelegenheiten und Konflikte beschäftigt sich mit der Frage „Darf ich das?". Es wird geklärt, ob bestimmte Einstellungen oder Handlungen des Klienten unter Einbezug seines individuellen Wertesystems und Sozialisationshintergrundes moralisch vertretbar sind oder nicht. Ziel des Dialogs ist das Auflösen moralischer Konflikte, indem ethisch-moralische Argumente gesammelt und abgewägt werden. Eine typische Frage ist: „Darf ich lügen, wenn es mir nützt?" (Stavemann, 2015, S. 101)

Die letzte Alternative ist der funktionale sokratische Dialog, welcher die Frage „Soll ich das?" behandelt. Die Methode wird bei Zielfragen und -konflikten eingesetzt, also bei der Frage, ob eine Einstellung oder Handlung des Klienten unter Einbezug seiner übergeordneten (Lebens-)Ziele sinnvoll ist oder nicht. Dazu werden die konfligierenden Ziele gegeneinander abgewägt und anschließend hierarchisch angeordnet, sodass kenntlich wird, welches der Ziele wichtiger ist. Ein Alltagbeispiel wäre die Frage: „Soll ich meinen sicheren Arbeitsplatz zu Gunsten eines interessanten Stellenangebots aufgeben?" (Stavemann, 2015, S. 104)

Allen drei Formen der sokratischen Gesprächsführung ist gemein, dass sich der Gesprächsstil durch totale Abstinenz dogmatischer Wissensvermittlung auszeichnet. Der Therapeut vermeidet also, neue Wahrheiten zu lehren. Er begleitet den Klienten bei seiner individuellen Wahrheitsfindung, wie es für die Mäeutik charakteristisch ist. Dafür nimmt der Therapeut eine offene, geduldige, um Verständnis des Klienten bemühte, akzeptierende Haltung ein und versucht die Gedanken des Klienten zum ausgewählten Thema nachzuvollziehen. Selbst bei aufkommenden Widersprüchen und Unstimmigkeiten äußert der Therapeut keine Kritik, sondern bemüht sich weiterhin um eine möglichst neutrale Haltung. (Stavemann, 2015, S. 97)

Neben dieser besonderen Grundhaltung des Therapeuten ist ebenso die prozesshafte und strukturierte Kombination verschiedener Gesprächsstrategien von großer Bedeutung. Das Repertoire des Therapeuten umfasst viele verschiedene Frage- und Disputtechniken sowie die regressive Abstraktion als Dialogtechnik. (Stavemann, 2015, S. 98)

Zu den Fragetechniken zählen u. a. Explorationsfragen, auf Erkenntnis zielende Fragen, Fragen zum Verständnis kognitiver Konzepte und Fragen zum Prüfen kognitiver Konzepte. Letztere sind für die sokratische Gesprächsführung besonders relevant und werden häufig als Disputtechniken bezeichnet. Die Disputtechniken umfassen empirische, logische, normative, funktionale und hedonistische Dispute. Wie die einzelnen Bezeichnungen vermuten lassen, werden mithilfe dieser Techniken Behauptungen, Schlussfolgerungen, vermutete Konsequenzen, Prinzipien oder Überzeugungen des Klienten auf Rationalität, Logik, Normkonfirmität, Funktionalität und Hedonismusorientierung untersucht. (Stavemann, 2015, S. 108)

Eine weitere wichtige Strategie ist die regressive Abstraktion, also der Rückschluss vom Einzelnen zum Allgemeinen (Raupach-Strey, 2002, S. 122), indem Begriffe zunächst in ihre Elemente zerlegt werden, um anschließend zu den Grundbegriffen aufzusteigen. (Nelson, 2002, S. 59-60) Diese Methode eignet sich folglich für begriffsbestimmende Klärungsprozesse, wobei beachtet werden sollte, dass Therapeut und Klient nicht zu einem Konsens kommen müssen. In Paar-, Familien- oder Gruppentherapien kann jedoch eine gemeinsame Definition bestimmter Begriffe (z. B. Treue) zu einer Verbesserung der gemeinsamen Kommunikationsgrundlage beitragen. (Stavemann, 2015, S. 113)

Mithilfe der sokratischen Methode können deutliche, nachhaltige und veränderungsresistente kognitive Umstrukturierungen erzielt werden, was sie zu einem wirksamen Instrument im Rahmen von Beratung und Psychotherapie macht. Da der Klient selbst seine dysfunktionalen Überzeugungen durch funktionale Erkenntnisse ersetzt, wird der Klient auf diese Veränderungen i. d. R. nicht mit Widerstand reagieren. Der Klient lernt Eigenverantwortung zu übernehmen, selbstständig zu denken und dadurch insgesamt auch resistenter gegen Manipulation durch Außenstehende zu sein. (Stavemann, 2015, S. 116) Diese Aspekte tragen wiederum zur allgemeinen Stärkung des Selbstvertrauens bei. (Wittke, Kamal, Aghoutane & Karim, 2014, S. 55)

Zusammenfassend werden im Rahmen der sokratischen Methode also wichtige Grundlagen für eine psychisch gesunde Lebensweise erarbeitet. Die gewonnenen Fähigkeiten, wie Eigenverantwortung und Selbstbestimmung können vom Klienten eingesetzt werden, um eigene Lebensinhalte, Lebensziele und moralische Normen festzulegen. (Stavemann, 2015, S. 115)

Schon die Nachfolger Sokrates haben erwiesener Maßen die sokratische Gesprächsführung zur Bearbeitung emotionaler Probleme genutzt. Heutzutage werden sokratische Dialoge v. a. in humanistischen Therapieformen angewendet, sind aber sowohl in verschiedenen psychoanalytischen, tiefen- und individualpsychologischen Schulen als auch bei Gesprächs- und den Kognitiven (Verhaltes-)Therapien sinnvoll einzusetzen. (Stavemann, 2015, S. 115) Außerhalb des psychotherapeutischen Rahmens ist die sokratische

Gesprächsführung ebenso relevant für Beratungs- und Coachingsituationen (Stavemann, 2015, S. 115)

Die sokratische Gesprächsführung eignet sich je nach Kontext ebenso gut für Einzelgespräche, wie auch für Paar- oder Gruppensettings. Die Methode ist v. a. dann nützlich, wenn es um Begriffsklärungen geht, wenn Denkweisen oder Handlungen auf Moralkonformität oder Zieladäquatheit untersucht werden sollen, wenn Eigenverantwortung bei Entscheidungs- bzw. Lösungsfindung gefördert werden soll oder die Reflexionsfähigkeit des Klienten bezüglich bestimmter Themen angeregt werden soll. (Stavemann, 2015, S. 117) Die Methode wird überdies häufig im Rahmen der Behandlung depressiver Störungen zur kognitiven Umstrukturierung angewendet. (Koentges, 2020, S. 1650)

1.3 Förderung der Resilienz

In diesem Kapitel soll nun erarbeitet werden, wie die Resilienz mithilfe der sokratischen Gesprächsführung beeinflusst werden kann. Hierfür wird zunächst das Konstrukt der Resilienz und zugehörige Begriffe erläutert sowie ausgewählte Aspekte vertieft. Insbesondere Möglichkeiten zur Förderung der Resilienz werden genauer beschrieben, um mögliche Ansatzpunkte aufzuzeigen.

Als Resilienz, seelische oder auch psychische Widerstandskraft wird in der Psychologie die Fähigkeit zu Belastbarkeit und innerer Stärke verstanden (Stangl, 2021). Es wird davon ausgegangen, dass es sich bei der Resilienz um einen variablen und kontextabhängigen Prozess handelt, der lebenslang förderbar ist. Der Resilienz-Ansatz zählt aufgrund dessen zu den wichtigsten Grundlagen der Präventionsarbeit. (Ölsböck, 2013, S. 103) Insbesondere in Therapie und Beratung wird deshalb verstärkt versucht Resilienz auszubilden, um präventiv gegen psychische Störungen und andere persönliche Probleme vorzugehen. (Stangl, 2021)

Eine einheitliche Definition für den Begriff Resilienz existiert bisher allerdings nicht. Warner (2020) bezeichnet die Resilienz z. B. knapp als „Widerstandsfähigkeit eines Individuums, sich trotz ungünstiger Lebensumstände und kritischer Lebensereignisse erfolgreich zu entwickeln." (S. 1517) Dies zeigt sich darin, dass eine Person seine normale

Befindlichkeit nach einer stressreichen bzw. traumatischen Erfahrung wiederherstellen kann. (Warner, 2020, S. 1517) Resilienz ist also mit zwei Bedingungen verknüpft: Es besteht eine Risikosituation (1) und das Individuum bewältigt diese dennoch positiv (2). (Fröhlich-Gildhoff & Rönnau-Böse, 2018, S. 62) Anschaulicher ausgedrückt entwickelt ein Individuum Resilienz nicht trotz, sondern gerade aufgrund widriger Umstände wie Armut, Gewalt und anderen Herausforderungen. (Stangl, 2021)

Dabei ist zu beachten, dass Resilienz sich nicht auf bestimmte Charaktereigenschaften reduzieren lässt, da es vielmehr auf einem komplexen Wechselspiel zwischen Risiko- und Schutzfaktoren basiert. (Stangl, 2021) Diese Faktoren können stabil oder variabel sein und darüber hinaus neurobiologischer, psychologischer oder sozialer Natur sein. (Schmidt & Schultze-Lutter, 2020, S. 119) Bei den Risikofaktoren werden personen- bzw. kindbezogene Risikofaktoren (Vulnerabilitätsfaktoren) und umweltbezogene Risikofaktoren (Stressoren) differenziert. Genauso wird bei den Schutzfaktoren unterschieden zwischen personenbezogenen (Assets) und umweltbezogenen (Ressourcen), da diese die Resilienz auf unterschiedlichen Ebenen beeinflussen. Bei Interventionen zur Resilienzförderung liegt der Fokus meist auf den sog. Assets. Kompetenzen wie Problemlösefertigkeiten oder Selbstmanagement sollen u. a. im Rahmen von Achtsamkeits-, Entspannungsübungen und kognitiven Umstrukturierungen ausgebaut und geschult werden. (Schmidt & Schultze-Lutter, 2020, S. 120)

Laut Fröhlich-Gildhoff und Rönnau-Böse (2018) sind auf personaler Ebene sechs Kompetenzen besonders relevant, um Krisensituationen und Entwicklungsaufgaben zu bewältigen. Dazu zählen Selbst- und Fremdwahrnehmung (1), Selbstregulation (2), Selbstwirksamkeit (3), Soziale Kompetenz (4), aktive Bewältigungskompetenzen (5) sowie Problemlösen (6). (S. 63) Diese personenbezogenen Schutzfaktoren überschneiden sich z. T. mit den Fähigkeiten, die dem Klienten im Rahmen von sokratischen psychotherapeutischen Dialogen angeeignet werden. Bei den Schutzfaktoren, die im folgenden Abschnitt aufgegriffen werden, ergeben sich besonders eindeutige Einflussmöglichkeiten im Rahmen sokratischer Dialoge:

Ein erster förderlicher Aspekt ist die Selbstwahrnehmung, welche die Wahrnehmung der eigenen Emotionen, Handlungen und Gedanken meint. Eine wichtige Fähigkeit hierfür ist die Selbstreflexion, also die Fähigkeit, sich selbst in Beziehung setzen zu können. (Fröhlich-Gildhoff & Rönnau-Böse, 2018, S. 63) Im Rahmen sokratischer Dialoge wird der Klient mithilfe geleiteter, strukturierter Reflexion zu tieferen Einsichten und

Erkenntnissen geführt. (Stavemann, 2015, S. 93) Die Reflexion eigener Sichtweisen setzt dabei wiederum auch das Wahrnehmen der eigenen Emotionen, Handlungen und Gedanken voraus. Durch die praktische Anwendung dieser Schutzfaktoren kann die sokratische Methode zur Förderung der Selbstwahrnehmung und -reflexion dienen. Ein weiteres Stichwort ist Selbstwirksamkeit, d. h. das grundlegende Vertrauen in die eigenen Fähigkeiten bzw. in die Wirkung des eigenen Handelns. (Fröhlich-Gildhoff & Rönnau-Böse, 2018, S. 64) Auch hier kann der sokratische Dialog aufgrund seines mäeutischen Charakters positiven Einfluss ausüben. Der Klient lernt selbstständig individuelle Wahrheiten zu erarbeiten oder innere Konflikte aufzulösen. Es wird die Erfahrung gemacht, dass die selbstständige Auseinandersetzung mit bestimmten Themen oder Problemen zu einem Ziel führt und das eigene Handeln wird dementsprechend als wirkungsvoll bzw. erfolgreich empfunden.

Ein dritter relevanter Schutzfaktor ist die Problemlösefähigkeit. Hier ist die Kompetenz gemeint, komplexe Sachverhalte gedanklich zu durchdringen und nachzuvollziehen, um auf Grundlage vorhandenen Wissens Handlungsmöglichkeiten zu erarbeiten, zu bewerten und letztlich erfolgreich umzusetzen. Besonders wichtig ist dabei ein systematisches Vorgehen, Analysefähigkeiten und Einschätzungsvermögen bezüglich der eigenen Zielerreichung. (Fröhlich-Gildhoff & Rönnau-Böse, 2018, S. 64) Diese Schilderung erinnert besonders an die funktionalen sokratischen Dialoge bei Zielfragen und -konflikten. Um eine Lösung zu erarbeiten, werden auf strukturierte Art und Weise verschiedene Handlungsmöglichkeiten bzw. Ziele abgewägt. Dabei setzt sich der Klient intensiv mit dem Sachverhalt auseinander, sodass er am Ende die für ihn selbst sinnvollste Alternative erkennt. (Stavemann, 2015, S. 104)

Abschließend lässt sich also sagen, dass die sokratische Gesprächsführung zur kognitiven Umstrukturierung genutzt werden kann und dabei Wirkungen erzielt, die einen positiven Effekt auf einige personenbezogene Schutzfaktoren ausüben. Durch den Aufbau von Schutzfaktoren können umweltbezogene Stressoren zwar nicht direkt beeinflusst werden, doch gelingt der Umgang und die Begegnung mit Stressoren und chronischen Belastungen dadurch leichter. Sokratische Dialoge könnten also eine sinnvolle Ergänzung im Rahmen von Resilienz-Förderprogrammen darstellen, wobei solche Interventionen sich nicht ausschließlich einer einzelnen Methode bedienen sollten. Um langfristige positive Entwicklungseffekte zu erzielen, ist es empfehlenswert mehrere Methoden und Ansätze zu kombinieren und neben personenbezogenen Schutzfaktoren im besten Fall genauso umweltbezogene Ressourcen zu berücksichtigen. (Fingerle, 2011, S. 216)

2. Vergleich zweier Beratungsansätze

Im Rahmen dieser Teilaufgabe sollen der kognitiv-behaviorale und der klientenzentrierte Beratungsansatz miteinander verglichen werden. Dafür werden beide Ansätze zunächst getrennt voneinander geschildert, wobei jeweils auf den historischen Ursprung, das Menschenbild, Behandlungsmethoden sowie weitere wichtige Kernmerkmale eingegangen wird. In einem abschließenden Vergleich sollen schlussendlich die prägnantesten Unterschiede und Gemeinsamkeiten diskutiert werden.

2.1 Kognitiv-behavioraler Ansatz

Der kognitiv-behaviorale Ansatz in Therapie und Beratung ist eine Behandlungsform, die überwiegend von den Lerntheorien abstammt. (Gerlach, 2020, S. 1877) Die historischen Wurzeln des Beratungsansatzes liegen damit im Behaviorismus, welcher auf J. B. Watson und seine Forderung zurückgeht, nur offenes Verhalten als Gegenstand wissenschaftlicher Psychologie zu betrachten und auf jegliche Beschreibung von Bewusstseinsinhalten zu verzichten. (Becker-Carus & Wendt, 2017, S. 7; Karim & Bialek, 2016, S. 25) Auf Grundlage dieser Idee entwickelte B. F. Skinner die sog. Stimulus-Response-Psychologie (S-R-Psychologie), welche sich auf die Bedingungen zwischen relevanten Umweltreizen, davon ausgelösten Reaktionen und daraus folgenden Konsequenzen, fokussierte. (Becker-Carus & Wendt, 2017, S. 7)

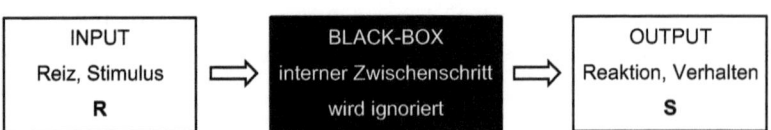

Abb. 1   Stimulus-Response-Modell des frühen Behaviorismus
(Quelle: eigene Darstellung; in Anlehnung an: Karim & Bialek, 2016, S. 25)

Abb. 1 veranschaulicht, dass die inneren Prozesse des Organismus, also die Zwischenschritte von Reiz zu Reaktion, zunächst bewusst ignoriert wurden und sich folglich in einer „Black-Box" befanden. Deren Inhalt ist erst im Rahmen der kognitiven Wende stärker in den Fokus gerückt. (Karim & Bialek, 2016, S. 25) Das ursprünglich mechanistische Menschenbild der Behavioristen, welches menschliches Verhalten als von der Umwelt determiniert darstellte (Büttner & Quindel, 2005, S. 56), wandelte sich. Dem Menschen wurde sodann eine informationsverarbeitende Komponente zugesprochen, die einen ebenso entscheidenden Einfluss auf das Verhalten hat. (Karim & Bialek, 2016, S. 25)

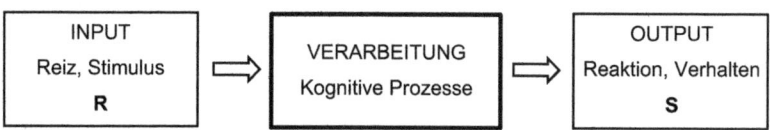

Abb. 2   Erweiterung des Verhaltensmodell der kognitiven Behavioristen
(Quelle: eigene Darstellung; in Anlehnung an: Karim & Bialek, 2016, S. 26)

Zu den Gründerpersönlichkeiten des kognitiv-behavioralen Ansatzes zählen neben Skinner auch die Arbeitsgruppen von J. Wolpe und H. J. Eyseneck, welche sich u. a. der tierexperimentellen Forschung und der grundlagenorientierten Experimentalpsychologie widmeten. (Gerlach, 2020, S. 1877) Die kontinuierliche Orientierung an der empirischen Psychologie führte schließlich zu einer raschen Weiterentwicklung von lerntheoriebasierten Therapie- und Beratungsmethoden. Zunächst entstammten Interventionen überwiegend den klassischen Lerntheorien (klassische Konditionierung, operante Konditionierung), doch wurden im Laufe der kognitiven Wende zunehmend soziale Lerntheorien (Modelllernen, Beobachtungslernen), kognitive Lerntheorien sowie Attributionstheorien (Kausalattribution) in die Theoriebildung integriert. (Gerlach, 2020, S. 1877) Die Arbeiten A. Banduras über Lernen durch Nachahmung (Modelllernen) lenkten erstmals die Aufmerksamkeit auf kognitive Faktoren in der Verhaltenstherapie, gefolgt von Methoden wie dem Selbstinstruktionstraining D. Meichenbaums oder den rational-emotiven Therapien nach A. T. Beck und A. Ellis. (Margraf, 2018, S. 16)

Beispiele für moderne Interventionen, die auf den klassischen Lerntheorien basieren, sind u. a. versch. Konfrontations- und Expositionsverfahren (z. B. systematische Desensibilisierung), operante Methoden (z. B. Token-Ökonomie) oder auch Verhaltensübungen und Rollenspiele (z. B. Soziale Kompetenztrainings). (Gerlach, 2020, S. 1877; Karim & Bialek, 2016, S. 28) Die kognitive Komponente kognitiv-behavioraler Interventionen nimmt ergänzend Probleme bei der Informationsverarbeitung in den Fokus, berücksichtigt also v. a. verzerrte Denkmuster. (Karim & Bialek, 2016, S. 28) Verbalbasierte

Methoden wie die kognitive Umstrukturierung nach A. T. Beck und erfahrungsbasierte Techniken wie die sog. Verhaltensexperimente dienen dem Abbau dysfunktionaler und/oder dem Aufbau funktionaler Überzeugungen und Gedanken. Weitere nennenswerte Therapieansätze sind z. B. die Dialektisch-Behaviorale Therapie nach M. Linehan oder die Metakognitive Therapie nach A. Wells. (Gerlach, 2020, S. 1877)

Neben den verschiedenen Techniken und Methoden der Verhaltensmodifikation und Störungsbewältigung zeichnet sich der kognitiv-behaviorale Ansatz durch spezifische Grundprinzipien aus. Ein wichtiger Aspekt ist zunächst das optimistische Menschenbild. Es sagt aus, dass menschliches Verhalten erlernt ist und somit dysfunktionales Handeln auch wieder verlernt bzw. durch funktionales Handeln ersetzt werden kann. Ausgangspunkt kognitiv-behavioraler Therapie und Beratung ist also der aktive und bewusste Klient, der grundsätzlich die Fähigkeit besitzt, sein eigenes Handeln und seine soziale sowie materielle Umwelt zu beeinflussen. (Schubert, Rohr & Zwicker-Pelzer, 2019, S. 72)

Kennzeichnend für den kognitiv-behavioralen Ansatz ist auch die Unterscheidung zwischen prädisponierenden, auslösenden und aufrechterhaltenden Problembedingungen. (Margraf, 2018, S. 6) Dabei liegt das Augenmerk in der Therapie und Beratung häufig auf den aufrechterhaltenden Faktoren (z. B. Vermeidung), da deren Änderung für eine dauerhafte Lösung als zentral erachtet wird. (Gerlach, 2020, S. 1877)

Der Ablauf einer kognitiv-behavioralen Beratung bzw. Therapie gleicht einem Problemlöseprozess, der sich durch eine klare Struktur und ein bestimmtes Schema kennzeichnet. (Karim & Bialek, 2016, S. 31) Zu Beginn wird eine funktionale Bedingungsanalyse durchgeführt, gefolgt von einer Zielanalyse und einer Interventionsplanung (Karim & Bialek, 2016, S. 31) Hierbei wird auf ein transparentes und ein individuell auf den Klienten abgestimmtes Vorgehen gesetzt, das aus empirisch ermitteltem Störungswissen hervorgeht. Neben der Lösung des Problems wird ebenso die Steigerung der Problemlösefähigkeit des Klienten angestrebt und damit gleichzeitig das Selbsthilfepotenzial erhöht. (Margraf, 2018, S. 6) Hierbei ist zu beachten, dass die aktive Beteiligung des Klienten und die Motivation neue Verhaltens- und Erlebensweisen (auch außerhalb des Therapiesettings) auszutesten, für eine hinreichende Veränderung ausschlaggebend ist. Nur unter diesen Bedingungen ist es möglich das im geschützten Setting Gelernte ebenso in den Alltag bzw. das Lebensumfeld zu übertragen. (Margraf, 2018, S. 6)

Das Hauptziel einer kognitiv-behavioralen Beratung bzw. Therapie liegt zusammenfassend darin, dem Klienten die funktionalen Zusammenhänge seines (Problem-)Verhaltens aufzuzeigen sowie die beteiligten inneren und äußeren Faktoren zu erkennen und zu steuern. (Schubert, Rohr & Zwicker-Pelzer, 2019, S. 72)

2.2 Klientenzentrierter Ansatz

Der in den 40er- und 50er-Jahren entwickelte klientenzentrierte Ansatz geht auf den amerikanischen Psychologen Carl Rogers zurück, welcher zu den Gründerpersönlichkeiten der humanistischen Psychologie zählt. (Behr, 2020, S. 689) Personenzentrierte Beratung wird als grundlegende Einstellung angesehen, nicht aber als eine neue Methode. (Schubert, Rohr & Zwicker-Pelzer, 2019, S. 81) Die Grundprinzipien des klientenzentrierten Ansatzes sind daher auf das Kernmerkmal des Ansatzes, das Menschenbild, zurückzuführen. (Büttner & Quindel, 2005, S. 55) Im Unterschied zu anderen Ansätzen liegt der Fokus bei klientenzentrierter Beratung und Therapie nicht auf dem Problem, sondern auf der Person selbst und ihrer Persönlichkeitsentwicklung. (Schubert, Rohr & Zwicker-Pelzer, 2019, S. 81)

Das Menschenbild der humanistischen Psychologie ist positiv, entwicklungsorientiert und auf Sinnerfahrung ausgerichtet. (Behr, 2020, S. 689) Das heißt, der Mensch ist seinem eigentlichen Wesen nach sozial, konstruktiv und vertrauenswürdig. (Höger, 2006a, S. 27) Eine Person wird außerdem stets als Ganzheit betrachtet und nie auf einzelne Aspekte seiner Persönlichkeit oder Störung reduziert, da Menschen im Gesamtzusammenhang ihrer Lebenswelt und ihres individuellen Bezugsrahmens zu betrachten sind. (Büttner & Quindel, 2005, S. 57) Rogers verwendete zur Verdeutlichung häufig die Bezeichnung Organismus an Stelle von Person oder Mensch. (Höger, 2006a, S. 27)

Wichtig für das Verständnis des klientenzentrierten Ansatzes sind außerdem die Grundannahmen Rogers über die Entwicklung der Persönlichkeit des Menschen, die an dieser Stelle knapp skizziert werden sollen. Rogers geht grundsätzlich von einer Aktualisierungstendenz aus, eine dem Organismus innewohnende Tendenz, die dazu dient, den Organismus zu erhalten (im Sinne von Existenzsicherung) oder zu erweitern (im Sinne von Lebensbereicherung). (Höger, 2006b, S. 40) Es handelt sich dabei um eine übergeordnete Kraft, die in einem kreativen Wachstumsprozess mündet und positiv als auch negativ durch die Umwelt beeinflusst werden kann. (Büttner & Quindel, 2005, S. 58; Karim & Bialek, 2016, S. 34) Ein relevanter Teilaspekt der Aktualisierungstendenz ist die Selbstaktualisierungstendenz, die sich speziell auf die Erhaltung/Entfaltung des Selbstkonzeptes bezieht. (Karim & Bialek, 2016, S. 35) Dieses Selbstkonzept bildet sich aufgrund von individuellen Erfahrungen, die ein Mensch als sog. Symbolisierungen abspeichert. Erfahrungen, die sich auf eine Person selbst beziehen werden entsprechend der subjektiven Realität bewertet und in Bezug zum Selbstkonzept gesetzt. (Büttner & Quindel, 2005, S. 59) Hierbei kann es problematisch sein, wenn gemachte Erfahrungen im Widerspruch zum Selbstkonzept stehen und diese deshalb geleugnet oder verzerrt symbolisiert werden. (Büttner & Quindel, 2005, S. 59) Es wird in solch einem Fall von Inkongruenz gesprochen. Hier sieht Rogers den Ursprung psychischer Störungen. Kongruenz bedeutet im Gegensatz dazu die Übereinstimmung zwischen den Erfahrungen einer Person und deren Symbolisierungen im Selbst. (Höger, 2006b, S. 40)

Für Rogers ist das Kernelement in der Beratung und Therapie die zwischenmenschliche Beziehung zwischen Klient und Berater, da diese als Grundlage für konstruktive Veränderung gesehen wird. (Schubert, Rohr & Zwicker-Pelzer, 2019, S. 82) Grundsätzlich richtete sich diese nach dem Prinzip der Nichtdirektivität aus, d. h. der Berater greift nicht aktiv in den Verlauf des Gesprächs ein und versucht so wenig wie möglich zu lenken bzw. zu steuern. (Boeger, 2013, S. 91)
Die drei Berater-Grundhaltungen Empathie, Kongruenz sowie Akzeptanz sind dabei die Säulen, auf welchen die Beziehung aufbaut. (Schubert, Rohr & Zwicker-Pelzer, 2019, S. 82) Kongruenz bzw. Echtheit bedeutet, dass innere Empfindungen und geäußertes Verhalten des Beraters übereinstimmen, sodass Gedanken und Gefühle mit dem Gesagten kongruent sind und der Berater insgesamt authentisch ist. (Büttner & Quindel, 2005, S. 61) Zur Echtheit zählt ebenso eine gewisse Transparenz in Bezug auf das Verhalten des Beraters. Mit Empathie ist das einfühlende Verstehen und Hineinversetzen in die Welt und den Bezugsrahmen des Klienten gemeint. (Schubert, Rohr & Zwicker-Pelzer, 2019, S. 83) Die Erfassung der Gesamtheit der Gefühle, Kognitionen und Bewertungen des Klienten ist auch wichtig für die Gesprächstechnik des Spiegelns. Der Berater agiert dabei als eine Art Spiegel, indem er inhaltliche Rückmeldungen gibt (Paraphrasieren) und insbesondere emotionale Erlebnisse verbalisiert. (Büttner & Quindel, 2005, S. 61) Darüber hinaus ist im Umgang mit dem Klienten die Akzeptanz ausschlaggebend, das heißt das Zeigen von positiver Wertschätzung und das uneingeschränkte Annehmen des Klienten und all seiner Facetten. (Karim & Bialek, 2016, S. 38; Büttner & Quindel, 2005, S. 61)

Bei Einhaltung dieser Grundeinstellungen wird ein Wandlungsprozess in Gang gesetzt, der als Antwort des Klienten auf die geeignete Atmosphäre zur Persönlichkeits- und Verhaltensänderungen gesehen werden kann. (Butollo, Koll-Krüsmann & Hagl, 2017, S. 1162) Übergeordnetes Ziel der klientenorientierten Beratung bzw. Therapie ist schließlich die Förderung der Selbstexploration und des Selbsterlebens des Klienten (Eckert, 2006, S. 144) sowie die Verringerung bzw. Aufhebung von Inkongruenz. (Eckert, 2006, S. 142)

2.3 Vergleich beider Ansätze

Die beiden Ansätze zur Beratung bzw. Therapie basieren auf grundlegend verschiedenen, zum Teil sogar kontroversen Einstellungen und Methoden. Nichtsdestotrotz lassen sich auch Gemeinsamkeiten zwischen dem klientenzentrierten und dem kognitiv-behavioralen Ansatz ausmachen. Im Folgenden sollen sowohl Diskrepanzen als auch Überschneidungen diskutiert werden und insbesondere die Kernmerkmale der Ansätze verglichen werden.

Historisch gesehen entwickelte sich der Humanismus z. T. als Gegenpol zum klassischen Behaviorismus. Das Menschenbild der beiden Ansätze scheint geradezu diametral entgegengesetzt. (Karim & Bialek, 2016, S. 33) Humanisten kritisierten die frühen behavioristischen Annahmen, dass Menschen größtenteils oder sogar ausschließlich durch Umweltreize gesteuert seien, also das menschliche Handeln determiniert sei. (Büttner & Quindel, 2005, S. 56) Das behavioristische Menschenbild wurde deshalb oft als mechanistisch beschrieben. Abgeleitet von den Lerntheorien wurde der Mensch und sein Verhalten mit einer programmierbaren Maschine verglichen. (Karim & Bialek, 2016, S. 25) Humanistische Ansätze, lehnten dies strikt ab und sahen den Menschen als ein von Natur aus gutes und konstruktives Individuum an, das in Richtung existenzieller Freiheit und Selbstverwirklichung strebt. (Butollo, Koll-Krüsmann & Hagl., 2017, S. 1151) Teil des humanistischen Menschenbildes ist auch die ganzheitliche Akzeptanz aller Facetten des menschlichen Organismus (Schubert, Rohr & Zwicker-Pelzer, 2019, S. 86) welche v. a. entgegen dem bewussten Ignorieren innerer Prozesse („Black-Box") im frühen Behaviorismus steht. (Karim & Bialek, 2016, S. 25)

Der kognitiv-behaviorale Ansatz hat seine Anfänge im klassischen Behaviorismus, doch darf das starre Menschenbild so nicht auf den heutigen Beratungs- und Therapieansatz übertragen werden. Im Folgenden sollen deshalb konkret die Kernmerkmale des heutigen kognitiv-behavioralen Ansatzes mit denen des klientenzentrierten Ansatzes verglichen werden.

Das Hauptaugenmerk in der Beratung bzw. Therapie liegt im kognitiv-behavioristischen Ansatz auf der gegenwärtigen Problematik (Margraf, 2018, S. 6), welche sich z. B. in Form von dysfunktionalem Verhalten äußert. Psychische Störungen sind demnach teils die Folge von verzerrten Denkmuster oder dysfunktionalen Bewertungsprozessen. (Karim & Bialek, 2016, S. 28) Das Grundprinzip besteht darin, aufrechterhaltende Faktoren mithilfe verschiedenster Interventionen so zu verändern, dass ein Umdenken und Umlernen beim Klienten einsetzt. (Schubert, Rohr & Zwicker-Pelzer, 2019, S. 72) Die störungsspezifischen und störungsübergreifenden Techniken, wie Expositionsverfahren oder kognitive Methoden sind tragende Elemente (Margraf, 2018, S. 9), die in einen streng strukturierter Ablauf integriert sind. Das gesamte Vorgehen kann als Problemlöseprozess aufgefasst werden. (Karim & Bialek, 2016, S. 28)

Wie der Name eindeutig vermitteln soll, steht im Zentrum des klientenzentrierten Ansatzes der Klient und seine Persönlichkeitsentwicklung selbst und nicht ein konkretes Problem. (Schubert, Rohr & Zwicker-Pelzer, 2019, S. 81) Es wird darüber hinaus nicht in erster Linien ein Teilaspekt des Klienten bearbeitet, sondern vielmehr der Gesamtheit des Organismus Aufmerksamkeit geschenkt. (Büttner & Quindel, 2005, S. 57) Darüber hinaus sind psychische Störungen laut der humanistischen Theorie der Persönlichkeitsentwicklung die Folge von Inkongruenz. Da sich Inkongruenz vorrangig auf Diskrepanzen zwischen dem Selbstkonzept und gemachten Erfahrungen zurückführen lässt (Schubert, Rohr & Zwicker-Pelzer, 2019, S. 87), wird in der Beratung die Steigerung der Bewusstheit für eigene Prozesse (Selbstexploration, Abbau von Inkongruenz, etc.) angestrebt. Statt störungsspezifischer Interventionen und Techniken ist der Wirkfaktor in erster Linie die therapeutische Beziehung, sodass störungsspezifische Indikation nicht im Fokus liegt. (Butollo, Koll-Krüsmann & Hagl., 2017, S. 1161) Die Therapiebeziehung soll sich auf Basis der Grundhaltungen des Beraters auf natürliche Weise entwickeln, um für jeden Klienten eine geeignete Atmosphäre zur Persönlichkeitsentwicklung zu erzielen. (Schubert, Rohr & Zwicker-Pelzer, 2019, S. 86) Jene therapeutische Grundhaltungen stehen außerdem einer schematischen Anwendung von Gesprächstechniken entgegen. (Büttner & Quindel, 2005, S. 61)

Bei den geschilderten Kernmerkmale der beiden Ansätze überwiegen eindeutig die klaren Unterschiede zwischen den Ansätzen, doch soll nun die Aufmerksamkeit bewusst auf einige Gemeinsamkeiten gelenkt werden. Rogers sieht den klientenzentrierten Ansatz lediglich als eine Art Grundeinstellung bzw. Haltung, jedoch nicht als eine neuartige Methode. Da humanistische Verfahren offen für ein multimodales Vorgehen sind, können sogar Verfahren aus der Verhaltenstherapie, wie die Konfrontation, problemlos integriert werden (wobei sie der therapeutischen Beziehung dennoch untergeordnet sind). (Butollo, Koll-Krüsmann & Hagl, 2017, S. 1165) Genauso haben humanistische Positionen, z. B. zur Therapiebeziehung, in der Verhaltenstherapie an Bedeutung gewonnen. Zwar werden humanistische Grundhaltungen teilweise als Techniken missverstanden, doch wird in der Verhaltenstherapie die Wichtigkeit der therapeutischen Beziehung ebenfalls stark betont und sogar als Voraussetzung für wirkungsvolles Intervenieren gesehen. (Butollo, Koll-Krüsmann & Hagl, 2017, S. 1165)

Weitere Überschneidungen sind bei bestimmten Grundprinzipien zu finden. So gehen beide Ansätze davon aus, dass der Mensch als selbstverantwortliche Person grundsätzlich in der Lage ist sich bzw. sein Verhalten zu ändern. Der Mensch hat also die Fähigkeit selbstständig auf sein Handeln Einfluss zu nehmen und Probleme zu lösen. (Schubert, Rohr & Zwicker-Pelzer, 2019, S. 86, 72) Aus diesem Grund kann in beiden Ansätzen z. B. das Prinzip der Hilfe zur Selbsthilfe wiedergefunden werden (Margraf, 2018, S. 6) sowie die Förderung von Selbstbestimmung, Eigenverantwortung oder Autonomie des Klienten. (Büttner & Quindel, 2005, S. 57; Schubert, Rohr & Zwicker-Pelzer, 2019, S. 72)

3. Beratung in Abgrenzung zur Psychotherapie

Innerhalb der gesundheitswissenschaftlichen Disziplinen ist mit Beratung meist die psychosoziale bzw. psychologische Beratung gemeint. (Karim & Bialek, 2016, S. 12) Die Deutsche Gesellschaft für Beratung (DGfB) basiert auf eben diesem psychosozialen Verständnis und verfolgt das Ziel die Beratung als eigenständige Disziplin zu etablieren, da v. a. im deutschsprachigen Raum noch immer ein ungeklärtes Verhältnis von Beratung und Psychotherapie herrscht. (Karim & Bialek, 2016, S. 15) Ein eigenständiges Selbstverständnis ist allerdings nötig, um öffentlich anerkannt und gesellschaftlich unterstützt zu werden. (Broermann, 2015, S. 73) Im Folgenden soll deshalb die (psychosoziale) Beratung von der Psychotherapie abgegrenzt und damit Alleinstellungsmerkmale von Beratung herausgearbeitet werden.

3.1 Definition und Abgrenzung beider Begriffe

Beratung lässt sich beschreiben als „eine zeitlich befristete Interaktionsform, bei der mithilfe von Kommunikation die Hilfesuchenden unterstützt werden, in Bezug auf ein Problem oder eine Frage an Handlungskompetenz zu gewinnen." (Broermann, 2015, S. 74). Laut DGfB befasst sich Beratung mit Daseinsbewältigungsfragen, ist (therapie-) schulenübergreifend, legt ein interdisziplinäres Wissenschaftsverständnis zugrunde und kann einzeltherapeutische, beraterische, sozialfürsorgerische, sozialpädagogische oder pädagogische Aktivität sein. (Schubert, Rohr & Zwicker-Pelzer, 2019, S. 17) Es sei darauf hingewiesen, dass bis dato keine allgemeingültige Definition existiert, da verschiedene Autoren unterschiedliche Schwerpunkte legen und sich die Präzisierung somit schwierig gestaltet. (Karim & Bialek, 2016, S. 19) Im Zuge der nachfolgenden Gegenüberstellung von Beratung und Psychotherapie soll der psychosoziale Beratungsbegriff anhand seiner kennzeichnenden Merkmale weiter konkretisiert werden.

Psychosoziale Beratung und Psychotherapie weisen teilweise unübersehbare Überschneidungen auf. Als professionelle Helferbeziehungen verfolgen beide Handlungsformen das Ziel, innerpsychische Konflikte, zwischenmenschliche Schwierigkeiten und

Problemstellungen, die sich aus der Umwelt ergeben, zu bearbeiten. Ansatzpunkt ist dabei die Veränderung, indem neue Lernprozesse angestoßen und die Entwicklung neuer Handlungsmuster gefördert wird. (Karim & Bialek, 2016, S. 15; Warschburger, 2009, S. 21)

Neben eindeutigen Abweichungen in der jeweiligen Betitelung des Helfenden (Berater/ Psychotherapeut) und des Hilfesuchenden (Klient/ Patient) beruht ein besonders trennscharfes Unterscheidungsmerkmal auf der momentanen Gesetzlage. Das Psychotherapeutengesetz (PsychThG) bestimmt, dass Psychotherapie offiziell dem Bereich der Heilkunde zuzuordnen ist und im Gegensatz zur Beratung über die gesetzliche Krankenkasse abgerechnet werden darf. Ferner ergibt sich daraus, dass psychotherapeutische Tätigkeit ausschließlich von approbierten Therapeuten durchgeführt werden darf. (Warschburger, 2009, S. 22) Die Begriffe „Psychotherapie" und „Psychotherapeut" sind dabei rechtlich geschützte Bezeichnungen, „Beratung" und „Berater" dagegen nicht. (Warschburger, 2009, S. 22) Insgesamt trägt das PsychThG seit Inkraftsetzung maßgeblich zur Abgrenzung beider Hilfsangebote bei. (Schubert, Rohr & Zwicker-Pelzer, 2019, S. 13)

Eine weitere Abweichung ist der Heilungsaspekt, welcher ausschließlich der Psychotherapie obliegt, nicht aber der psychosozialen Beratung. (Karim & Bialek, 2016, S. 16) Psychotherapie ist allein dann indiziert, wenn Störungen mit Krankheitswert bestehen. (Warschburger, 2009, S. 22) Der Fokus liegt auf der Linderung bzw. Behebung bereits bestehender psychischer Störungen oder Probleme. Die präventive Abwendung von psychischen Störungen, im Sinne von Ressourcenstärkung zählt nicht primär zu den Tätigkeiten eines Psychotherapeuten. Diesen Aufgabenbereich deckt nämlich die Beratung. (Warschburger, 2009, S. 22)

Der Anlass einer psychosozialen Beratung ist i. d. R. eine akute Lebenskrise, bei der der jeweilige Klient aufgrund überforderter Bewältigungskapazität professionellen Rat einholen möchte. (Karim & Bialek, 2016, S. 16) Das Besondere an solch einem Beratungsanlass ist die oftmals starke Gebundenheit an einen spezifischen Kontext (z. B. Suchtberatung). Damit geht einher, dass Berater neben Beratungs- und Kommunikationsfähigkeiten ebenso über handlungsspezifisches Wissen verfügen müssen, um dem Klienten die gesuchten Informationen zu vermitteln. (Broermann, 2015, S. 74; DGfB, n. d., S. 6) Wichtig ist, dass vom Klienten eine gewisse Reflexionsfähigkeit erwartet wird, die von einem Patienten mit psychischen Störungen nicht vorausgesetzt werden kann. (Karim & Bialek, 2016, S. 16) Schließlich kann der Klient frei bestimmen und handeln und besitzt volle Autonomie darüber, welche Handlungsschritte er ausgehend von den Lösungsansätzen der Beratung umsetzt. (Linden, 2016, S. 281, 284) Die meisten Beratungen beruhen zudem auf freiwilliger Inanspruchnahme durch den Klienten. Eine Ausnahme hierfür ist z. B. die Schwangerschaftskonfliktberatung, die später näher beleuchtete wird. (Warschburger, 2009, S. 24) Es folgt nun eine Veranschaulichung der Abgrenzungsmerkmale anhand zweier Fallbeispiele.

3.2 Fallbeispiel zur Psychotherapie

J., 21, hat starke Ängste in sozialen Situationen. In seinem Fernstudium konnte er bisher fast jedem sozialen Kontakt aus dem Weg gehen, doch rückt sein Abschluss immer näher. Bewerbungsgespräche musste er bislang kurzfristig absagen, da er panische Angst davor hat, sich peinlich zu verhalten oder erst gar kein Wort herauszubekommen. Schon der Gedanke löst bei J. Herzrasen und Übelkeit aus. Seine Eltern beobachten mittlerweile seit Jahren, wie ihr Sohn sich immer mehr von der Außenwelt abzugrenzen versucht und unterstützen Ihn schließlich dabei, einen Psychotherapie-Platz ausfindig zu machen. Da J. keinen anderen Ausweg mehr weiß, überwindet er sich trotz seiner Ängste dazu die Therapie zu beginnen.

Der Anlass für die Psychotherapie ist laut dem Fallbeispiel der enorme Leidensdruck des Patienten und die Einschränkung durch die Angstsymptomatik, welche bereits mehrere Jahre anhält. Es handelt sich hierbei also nicht um eine akute Krise, bei der eine zeitweise Beratung ausreichen würde. Der Fokus in den ersten Therapiesitzungen liegt zunächst auf der für die Psychotherapie charakteristischen Diagnostik, um eine Indikationsstellung vornehmen zu können. (Helle, 2019, S. 154) Nachdem bei J. eine Soziale Phobie diagnostiziert wird, ist eine Psychotherapie eindeutig indiziert. Der Therapeut veranschlagt deshalb eine Langzeittherapie von 60 wöchentlichen Sitzungen. Das Hauptziel der Sitzungen besteht darin, die Symptome zu lindern bzw. zu beheben. (Warschburger, 2009, S. 22) Hierfür werden spezifische Interventionen herangezogen, insbesondere Konfrontationsverfahren in Kombination mit nicht-expositionsbasierten Verfahren. (Casper, Pjanic & Westermann, 2018, S. 79)

Die Psychotherapie findet darüber hinaus im rechtlichen Rahmen des PsychThG statt und kann nur von einem approbierten Psychotherapeuten durchgeführt werden. Die Abrechnung erfolgt demnach über die gesetzliche Krankenkasse. (Warschburger, 2009, S. 22)

Zusammengefasst ist die Psychotherapie bei J. aufgrund seiner starken sozialen Phobie unumgänglich. Eine Kombination aus Psychotherapie und einer Beratung zum Einstieg in das Berufsleben o. ä. ist allerdings vorstellbar.

3.3 Fallbeispiel zur Beratung

S., 19, erfährt über ihre ungewollte Schwangerschaft. Sie und ihr Freund sind geschockt und können sich nicht mit dem Gedanken anfreunden jetzt schon Eltern zu werden. S. fühlt sich zwiegespalten. Einerseits kann sie sich nicht vorstellen, ihr Studium abzubrechen und die Kosten für das Kind zu stemmen. Andererseits hat sie starke Schuldgefühle gegenüber dem ungeborenen Kind in ihr. Ist sie wirklich dazu im Stande eine Entscheidung über Leben und Tod zu fällen? Als Sie schließlich den Termin für eine Abtreibung vereinbaren will, erfährt Sie über die Schwangerschaftskonfliktberatung, an der sie im Vornherein teilnehmen muss.

Der Anlass einer Schwangerschaftskonfliktberatung ist sehr konkret und schon im Titel der Leistung enthalten. Für einen straffreien Schwangerschaftsabbruch wird eine Bescheinigung für die Teilnahme an der Beratung benötigt (Bundesministerium für Familie, Senioren, Frauen und Jugend [BMFSFJ], 2019, S. 9), da es sich bei einer ungewollten Schwangerschaft um eine akute Lebenskrise handeln kann, welche die Betroffenen psychisch überfordern und Ihre Bewältigungskompetenzen ausreizen kann. Häufig besteht ein psychosozialer Konflikt oder ein Mangel an wichtigen Informationen, die für die Entscheidungsfindung relevant sind. Das Ziel der Beratung ist, im Gegensatz zum vorherigen Beispiel, weder das Diagnostizieren noch das Behandeln von psychischen Störungen. Die Beratung hat lediglich einen unterstützenden Charakter und bietet Hilfestellung in Bezug auf die Konfliktklärung oder die Informationsvermittlung. Dabei wird der Klient u. a. über den medizinischen Eingriff, die Rechtgrundlage, die Finanzierung oder mögliche Sozialleistungen aufgeklärt. (BMFSFJ, 2019, S. 13) Dies setzt voraus, dass Beratende über weitreichendes spezifisches Wissen verfügen. (Broermann, 2015, S. 74)

Von der Klientin wird wiederum eine gewisse Reflexionsfähigkeit erwartet, da sie vollkommene Autonomie darüber besitzt, wie sie die Informationen aus dem Beratungsgespräch für sich nutzt, wie sie schlussendlich handelt oder sich entscheidet. (Karim & Bialek, 2016, S. 16)

Das Beratungsgespräch findet im Rahmen einer staatlich anerkannten Beratungsstelle statt, die eine fachgerechte Beratung nach § 5 SchkG leisten kann. In einer Schwangerschaftskonfliktberatungsstelle können neben Psychologen beispielsweise auch Sozialarbeiter oder Sozialpädagogen tätig sein, die ausreichend fachlich qualifiziert sind. (BMFSFJ, 2019, S. 14) Eine Ausbildung zum approbierten Psychotherapeuten ist somit keine Voraussetzung.

Zusammenfassend handelt es sich bei dem Fallbeispiel um einen eindeutigen Beratungsanlass, dem S. nicht ausweichen kann. Eine Psychotherapie kann in diesem Kontext z. B. dann von Nöten sein, wenn sich nach dem Schwangerschaftsabbruch starke Schuldgefühle oder depressive Symptome entwickeln, die S. langfristig belasten oder einschränken.

Literaturverzeichnis

Becker-Carus, C. & Wendt, M. (2017). *Allgemeine Psychologie* (2. Aufl.). Berlin: Springer. doi:10.1007/978-3-662-53006-1

Behr, M. (2020). Gesprächspsychotherapie. In M. A. Wirtz (Hrsg.). *Lexikon der Psychologie* (19. Aufl., S. 689-692). Bern: Hogrefe.

Birnbacher, D. & Krohn, D. (2002). *Das sokratische Gespräch.* Stuttgart: Philipp Reclam jun. GmbH & Co. KG.

Boeger, A. (2013). *Psychologische Therapie- und Beratungskonzepte* (2. Aufl.). Stuttgart: W. Kohlhammer.

Broermann, M. (2015). Das Selbstverständnis von Beratung. *Organisationsberatung, Supervision, Coaching, 22,* 73-86. Wiesbaden: Springer Fachmedien. doi:10.1007/s11613-015-0405-5

Bundesministerium für Familie, Senioren, Frauen und Jugend (2019). Schwangerschaftsberatung § 218 (10. Aufl.). Rostock: Publikationsversand der Bundesregierung. Verfügbar unter: https://www.bmfsfj.de/resource/blob/95282/4fae62ce-badcd0998485c22239b9e1a9/schwangerschaftsberatung---218-data.pdf

Butollo, W., Koll-Krüsmann, M. & Hagl, M. (2017). Humanistische Psychotherapieverfahren. In H.-J. Möller, G. Laux & H.-P. Kapfhammer (Hrsg.). *Psychiatrie, Psychosomatik, Psychotherapie* (5. Aufl., S. 1149-1176). Berlin: Springer.

Büttner, C. & Quindel, R. (2005). *Gesprächsführung und Beratung.* Heidelberg: Springer Medizin.

Casper, F, Pjanic, I. & Westermann, S. (2018). *Klinische Psychologie.* Wiesbaden: Springer Fachmedien. doi:10.1007/978-3-531-93317-7

Deutsche Gesellschaft für Beratung (n. d.). *Beratungsverständnis.* Verfügbar unter: https://www.dachverband-beratung.de/dokumente/Beratung.pdf

Eckert, J. (2006). Therapieziele. In J. Eckert, E.-M. Biermann-Ratjen & D. Höger (Hrsg.). *Gesprächspsychotherapie* (S. 139-148). Heidelberg: Springer Medizin.

Fingerle, M. (2011). Resilienz deuten – Schlussfolgerungen für die Prävention. In M. Zander (Hrsg.). *Handbuch Resilienzförderung* (S. 208-218). Wiesbaden: VS Verlag für Sozialwissenschaften. doi:10.1007/978-3-531-92775-69

Fröhlich-Gildhoff, K. & Rönnau-Böse, M. (2018). Resilienz, Resilienzförderung und Personenzentrierter Ansatz. *Gesprächspsychotherapie und Personzentrierte Beratung, 49(2),* 62-68.

Gerlach, A. L. (2020). Verhaltenstherapie, kognitive Verhaltenstherapie. In: M. A. Wirtz (Hrsg.). *Lexikon der Psychologie* (19. Aufl., S. 1877). Bern: Hogrefe.

Helle, M. (2019). *Psychotherapie.* Berlin: Springer. doi:10.1007/978-3-662-58712-6

Höger, D. (2006a). Die Entwicklung des Klientenzentrierten Konzepts. In J. Eckert, E.-M. Biermann-Ratjen & D. Höger (Hrsg.). *Gesprächspsychotherapie* (S. 11-36). Heidelberg: Springer Medizin.

Höger, D. (2006b). Klientenzentrierte Persönlichkeitstheorie. In J. Eckert, E.-M. Biermann-Ratjen & D. Höger (Hrsg.). *Gesprächspsychotherapie* (S. 37-72). Heidelberg: Springer Medizin.

Karim, A. A. & Bialek, N. (2016). *Beratung* (1. Aufl.). Studienbrief der SRH Fernhochschule Riedlingen.

Koentges, C. (2020). Sokratischer Dialog. In M. A. Wirtz (Hrsg.). *Lexikon der Psychologie* (19. Aufl., S. 1650). Bern: Hogrefe.

Linden, M. (2016). Beratung in Abgrenzung zur Psychotherapie. *Psychotherapeut, 61,* 279-284. Berlin: Springer. doi: 10.1007/s00278-016-0116-1

Margraf, J. (2018). Hintergründe und Entwicklung. In J. Margraf & S. Schneider (Hrsg.). *Lehrbuch der Verhaltenstherapie, Band 1* (4. Aufl., S. 3-36). Berlin: Springer. doi:10.1007/978-3-662-54911-7

Nelson, L. (2002). Die Sokratische Methode. In D. Birnbacher & D. Krohn. *Das sokratische Gespräch* (S. 21-72). Stuttgart: Philipp Reclam jun. GmbH & Co. KG.

Ölsböck, N. (2013). Resilienz – die innere Widerstandskraft. Themenschwerpunkt Resilienz. *Psychologie in Österreich.* 2. 103-107.

Raupach-Strey, G. (2002). Das Sokratische Paradigma und seine Bezüge zur Diskurstheorie. In D. Birnbacher & D. Krohn. *Das sokratische Gespräch* (S. 106-139). Stuttgart: Philipp Reclam jun. GmbH & Co. KG.

Schmidt, S. J. & Schultze-Lutter, F. (2020). Konzeptualisierung und Förderung von Resilienz, Wohlbefinden und psychischer Gesundheit im Kindes- und Jugendalter. *Therapeutische Umschau, 77(3)*. 117-123. doi:10.1024/0040-5930/a001165

Schubert, F.-C., Rohr, D. & Zwicker-Pelzer, R. (2019). *Beratung*. Wiesbaden: Springer Fachmedien. doi:10.1007/978-3-658-20844-8

Stangl, W. (2021). Stichwort: Resilienz. *Online Lexikon für Psychologie und Pädagogik.* Verfügbar unter: https://lexikon.stangl.eu/593/resilienz

Stavemann, H. H. (2015). *Sokratische Gesprächsführung in Therapie und Beratung* (3. Aufl.). Weinheim: Beltz.

Warner, L. M. (2020). Resilienz. In M. A. Wirtz (Hrsg.). *Lexikon der Psychologie* (19. Aufl., S. 1715-1716). Bern: Hogrefe.

Warschburger, P. (2009). *Beratungspsychologie*. Heidelberg: Springer Medizin.

Wittke, G., Kamal, J., Aghoutane, A. & Karim, A. A. (2014). *Gesundheitsförderung und -kommunikation* (1. Aufl.). Studienbrief der SRH Fernhochschule Riedlingen.

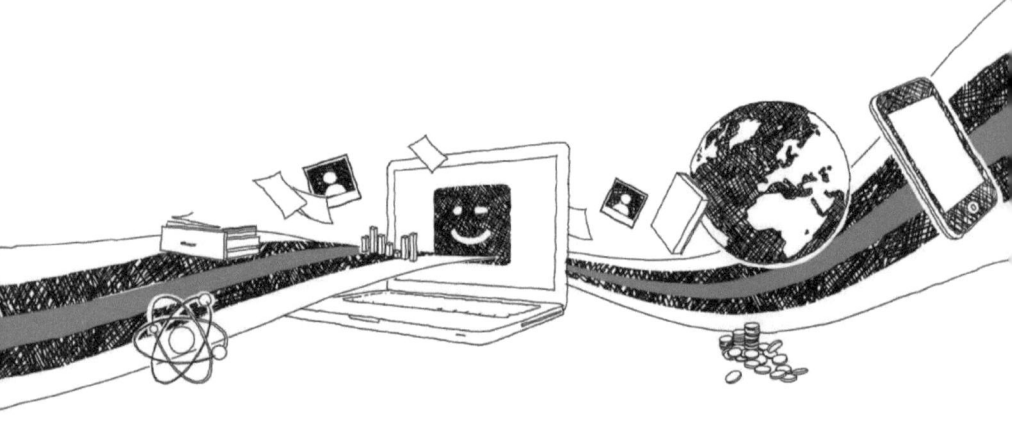
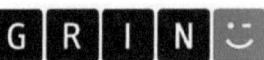